AF503087

FACULTÉ DE MÉDECINE DE PARIS

Année 1886. **THÈSE** N°

POUR

LE DOCTORAT EN MÉDECINE

Présentée et soutenue le Samedi 8 Mai, à une heure

A LA FACULTÉ DE MÉDECINE DE PARIS

PAR

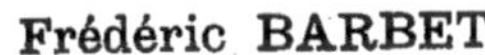

Frédéric BARBET

Né à Salins (Jura), le 29 août 1861

CONTRIBUTION A L'ÉTUDE

DU DIAGNOSTIC DIFFÉRENTIEL

DES TUMEURS DE L'AINE

Président, M. le professeur RICHET.

Juges : MM. CORNIL, professseur. HALLOPEAU, agrégé. DEBOVRE, agrégé.

Le candidat répondra aux questions qui lui seront faites sur les diverses parties de l'enseignement public.

PARIS

LIBRAIRIE OLLIER-HENRY

13, rue de l'École-de-Médecine, 13

1886

FACULTÉ DE MÉDECINE DE PARIS

Doyen.................... M. BÉCLARD.

Professeurs............. MM.

Anatomie..	SAPPEY.
Physiologie..	BECLARD.
Physique médicale..................................	GAVARRET.
Chimie organique et chimie minérale.............	A. GAUTIER.
Histoire naturelle médicale.......................	BAILLON.
Pathologie et thérapeutique générales............	BOUCHARD.
Pathologie médicale..................................	PETER. DAMASCHINO.
Pathologie chirurgicale.............................	GUYON. LANNELONGUE.
Anatomie pathologique..............................	CORNIL.
Histologie...	MATHIAS DUVAL.
Opérations et appareils............................	DUPLAY.
Pharmacologie.......................................	REGNAULD.
Thérapeutique et matière médicale................	HAYEM.
Hygiène..	PROUST.
Médecine légale.....................................	BROUARDEL.
Accouchements, maladies des femmes en couches et des enfants nouveau-nés..............	TARNIER
Histoire de la médecine et de la chirurgie.........	LABOULBÈNE.
Pathologie comparée et expérimentale.............	VULPIAN.
Clinique médicale....................................	G. SEE. HARDY. POTAIN. JACCOUD.
Clinique des maladies des enfants.................	GRANCHER.
Clinique de pathologie mentale et des maladies de l'encéphale..............	BALL.
Clinique des maladies syphilitiques...............	FOURNIER.
Clinique des maladies nerveuses..................	CHARCOT.
Clinique chirurgicale................................	RICHET. VERNEUIL. TRELAT. LE FORT.
Clinique ophthalmologique.........................	PANAS.
Clinique d'accouchements...........................	PAJOT.

Doyen honoraire : MM. VULPIAN.

Professeurs honoraires : MM. GOSSELIN et BOUCHARDAT.

Agrégés en exercice.

MM.	MM.	MM.	MM.
BLANCHARD.	GARIEL.	LANDOUZY.	REYNIER.
BOUILLY.	HALLOPEAU.	PEYROT.	RIBEMONT.
BUDIN.	HANOT.	PINARD.	RICHELOT.
CAMPENON.	HANRIOT.	POUCHET.	RICHET.
CHARPENTIER	HENNINGER.	QUINQUAUD.	ROBIN Albert.
FARABEUF, chef des travaux anatomiques.	HUMBERT.	RAYMOND.	SEGOND.
	HUTINEL.	RECLUS.	STRAUS.
	JOFFROY.	REMY.	TERRILLON.
	KIRMISSON.	RENDU.	TROISIER.

Le secrétaire de la Faculté ; CH. PUPIN

Par délibération en date du 9 déc. 1789, l'École a arrêté que les opinions émises dans les dissertations qui lui seront présentées, doivent être considérées comme propres à leurs auteurs, et qu'elle n'entend leur donner aucune approbation ni improbation.

A LA MÉMOIRE DE

MON CHER ET VÉNÉRÉ PÈRE

DE

MON GRAND-ONCLE

ET

DE MA GRAND'TANTE BARBET (DE PARIS)

A MON MAITRE ET PRÉSIDENT DE THÈSE

M. LE PROFESSEUR RICHET

Témoignage de vive et profonde reconnaissance

A MES MAITRES DANS LES HOPITAUX

M. HÉRARD & M. LE PROFESSEUR POTAIN

INTRODUCTION

Les tumeurs de l'aine sont extrêmement nombreuses et variées.

On y rencontre non seulement des tumeurs intrinsèques nées et développées aux dépens des éléments anatomiques de la région mais encore des tumeurs extrinsèques qui sont formées par des viscères abdominaux déplacés, ou par des productions morbides provenant d'organes plus ou moins éloignés et arrivées à l'aine par migrations successives.

Au point de vue clinique, les tumeurs crurales se divisent en deux groupes, suivant qu'elles sont réductibles ou irréductibles.

Des premières nous ne dirons rien ici. Leur diagnostic est le plus souvent facile. « Quand il existe une tumeur réductible, constatée par le chirurgien, dit M. Duplay (1), le doute ne saurait être permis. La région crurale n'est pas le siège de tumeurs réductibles analogues à celles qui s'observent aux bourses et au niveau du trajet inguinal, et qui en imposent parfois pour des hernies inguinales réductibles. » Les hernies, les abcès par congestions et les dilatations veineuses, seules affections qui offrent ce caractère de réductibilité, se présentent avec des symptômes qui le plus souvent ne permettent pas d'hésitation.

1. Traité de path. externe.

Nous ne nous occuperons pas non plus des tumeurs sonores à la percussion. La sonorité est un signe pathognomonique de la présence de l'intestin dans la tumeur, et ne laisse aucun doute sur la nature de l'affection. Dans l'immense majorité des cas, du reste, les enterocèles sont réductibles, au moins en partie.

Au contraire, les tumeurs irréductibles et mates, ont souvent une séméiologie tellement semblable, des caractères différentiels si difficiles à apprécier ou si peu constants, qu'il est alors extrêmement difficile, sinon impossible, de les différencier entre elles. « On a commis dans cette région des erreurs de diagnostic si extraordinaires et si funestes, ces erreurs ont été commises par des hommes si haut placés, qu'on est forcé d'admettre que nul n'en est entièrement à l'abri. » (Verneuil. Dict. encycl. Art. Aine).

C'est ce diagnostic des tumeurs crurales irréductibles et mates à la percussion que nous essayerons d'étudier ici.

Nous n'avons certes pas la prétention de faire œuvre nouvelle ou originale. Ce sujet a été souvent traité et par les maîtres les plus éminents. Mais il l'a été plutôt en détail, à propos de chacune des tumeurs ; et il nous a paru intéressant et pratique de le résumer dans un court travail d'ensemble.

Je suis heureux de pouvoir adresser publiquement à mon cher et vénéré maître, M. le professeur Richet, l'expression de ma vive et profonde reconnaissance pour tout l'intérêt et toute la bienveillance qu'il a bien voulu me témoigner et pour les utiles leçons que j'ai reçues de lui.

J'adresse tous mes remerciments à M. le docteur Picqué, chef de clinique de M. Richet, pour les bons conseils qu'il m'a donnés et les deux observations qu'il m'a autorisé à prendre dans le service de notre maître.

Les tumeurs de l'aine, irréductibles et mates, sont solides ou liquides.

Chacune d'elles peut présenter des symptômes d'inflammation aigue, subaigue ou chronique, et dans ce cas s'accompagner ou non d'accidents généraux.

A chacun de ces états cliniques correspondent pour le diagnostic quelques particularités.

Nous les étudierons successivement.

TUMEURS SANS INFLAMMATION RÉCENTE

I. TUMEURS SOLIDES

Les tumeurs crurales solides et irréductibles appartiennent à trois variétés principales : les épiplocèles, les adénites et les tumeurs graisseuses.

L'épiplocèle est toujours située à la partie interne et profonde de l'aine, en dedans des vaisseaux fémoraux. Elle est globuleuse, arrondie ou ovoïde, quelquefois aplatie. Son volume est très-variable et peut atteindre celui du poing : quand elle se développe, c'est en dehors et elle prend alors une direction parallèle au pli de l'aine. Sa consistance est généralement mollasse, pâteuse, irrégulière et lobulée mais peut devenir très-dure quand la tumeur a été le siège d'une inflammation lente et continue. Souvent, en effet, dans ce cas, l'épiploon est profondément altéré dans sa structure anatomique. Il s'est infiltré d'un tissu inflammatoire induré qui se réunit parfois en ilots et forme des noyaux d'une dureté cartilagineuse. Il a perdu toute sa souplesseet s'est réuni en une seule masse dont les différents replis adhèrent entre eux et ne peuvent plus être déplissés. Généralement le sac a été, lui aussi, modifié par l'inflammation. Il s'est soudé et confondu par sa surface externe avec les couches celluleuses voisines et par sa face interne avec l'epiploon. Notablement épaissi, fibreux et résistant, il semble, comme le dit Duplay, s'être rétracté sur l'épiploon et forme ainsi avec lui une tumeur peu volumineuse, lisse, marronnée, de consistance parfois irrégulière, mais le plus souvent très dure et tout à fait analogue à celle d'un ganglion lymphatique.

Quand une tumeur épiploïque a été ainsi modifiée, elle ne présente généralement pas d'impulsion à la toux, mais dans les autres cas on peut parfois constater une légère augmentation de volume par la toux ou un effort.

Elle est toujours rattachée aux parties sous-jacentes par un pédicule plus ou moins volumineux qui plonge profondément vers l'orifice de sortie de la hernie, en dedans des vaisseaux fémoraux. Dans les épiplocèles fortement adhérentes, ce pédicule est parfois tiraillé, tendu entre son insertion au grand épiploon et le collet du sac. On peut alors arriver à le sentir en déprimant fortement la paroi abdominale au-dessus de l'arcade crurale. Il donne à la main la sensation d'un corps tendu, rigide, dur et résistant, se dirigeant obliquement de l'arcade, au niveau de la tumeur, vers la région ombilicale. C'est cette partie intra-abdominale du pédicule que Velpeau a désignée sous le nom de corde épiploïque.

Les tumeurs ganglionnaires sont assez rarement solitaires; quelquefois elles sont formées par plusieurs ganglions réunis, elles sont alors multilobées et leurs différents lobes sont ou intimement soudés ensemble ou mobiles les uns sur les autres. Elles sont généralement ovoïdes, à grand axe perpendiculaire ou parallèle au pli de l'aine, peu volumineuses et rarement plus grosses qu'un œuf de poule. Elles sont fermes au toucher, rénitentes, non élastiques, parfois très dures, lisses ou bosselées, habituellement très mobiles sur les parties sous-jacentes, elles peuvent contracter avec elles des adhérences inflammatoires.

Les ganglions cruraux sont superficiels ou profonds, c'est-à-dire situés sous la peau ou sous le fascia crebriformis.

Les ganglions superficiels n'ont pas de siège constant et peuvent se rencontrer dans toutes les parties de la région crurale. Les profonds, au contraire, ne se trouvent guère qu'au niveau de la loge lymphatique de l'entonnoir, c'est-à-dire précisément au lieu d'élection des hernies. Ils sont immobiles sur les parties profondes.

Lorsqu'on compare les différents caractères physiques de l'adénite et de l'épiplocèle on voit donc que le seul signe différentiel constant de ces affections est la présence d'un pédicule dans l'épiplocèle et que tous les autres symptômes peuvent être absolument identiques dans les deux tumeurs. On n'hésitera pas, par exemple, à reconnaître une tumeur mollasse et pâteuse ou située à la région externe de l'aine tandis que rien n'indique la nature d'une tumeur située au lieu d'élection des hernies, ovoïde, à grand diamètre transversal, dure, lisse, sans impulsion à la toux.

Aussi a-t-on toujours accordé une grande importance seimeiologique au pédicule et les auteurs considèrent-ils avec M. Duplay, comme pathognomonique d'une épiplocèle : « l'existence constante d'un pédicule s'engageant sous la paroi abdominale. » « On reconnaît, dit M. Gosselin, dans ses leçons sur les hernies abdominales, que la tumeur est formée de l'épiploon, parce qu'elle offre un pédicule profond. »

Malheureusement, si ce pédicule est constant dans l'épiplocèle, il est souvent extrêmement difficile sinon impossible à reconnaître : surtout lorsque la tumeur est petite, profonde, ou plongée au milieu d'une couche épaisse de tissu adipeux. Gosselin le reconnaît dans son article « *Hernies crurales* » du dictionnaire de Jaccoud et il cite un cas d'épiplocèle dans lequel il lui fut impossible de déterminer la présence d'un pédicule profond (1).

D'autre part, non-seulement il est parfois très-difficile de s'assurer de l'absence d'un pédicule dans une adénite, lorsque le sujet est gras ou le ganglion sous-aponévrotique, mais encore certaines dispositions anatomiques peuvent présenter l'apparence d'un pédicule épiploïque et faire croire faussement à son existence. C'est ainsi que l'on peut avoir la sensation d'un véritable pédicule lorsque le ganglion est adhérent avec les couches sous-jacentes (2) ou lorsqu'il y est rattaché par de gros troncs lymphathiques hypertrophiés qui plongent à travers le fascia crébriformis. La tumeur crurale peut même se prolonger par une chaîne de petits ganglions intimement soudés ensemble, ne formant plus qu'un cordon cylindroïde plus ou moins volumineux, dur, régulier ou bosselé et se dirigeant sous l'arcade crurale en dedans des vaisseaux fémoraux. Dans ce cas l'illusion d'un pédicule est parfaite et l'erreur à peu près impossible à éviter.

Si rare que puisse être ce fait, nous en trouvons un rémarquable exemple dans notre observation I. La tumeur crurale se prolongeait à sa partie interne par un corps cylindroïde, de la grosseur du doigt, dur, un peu bosselé, qui

(1) Voir plus loin page 33.
(2) Observation III.

plongeait profondément au-dessous de l'arcade fémorale, en dedans des vaisseaux, présentait tous les caractères d'un véritable pédicule épiploïque et qu'il était impossible de ne pas prendre pour tel.

Quant à cette sensation de corde que donne quelquefois la partie intra-abdominale du pédicule et sur laquelle a tant insisté Velpeau, si elle a de la valeur dans le diagnostic de l'épiplocèle inguinale, elle n'en a guère dans celui de l'épiplocèle crurale.

Tout d'abord, la corde épiploïque n'est pas constante et ne paraît pas devoir exister en dehors de certaines conditions d'adhérence et de tension du pédicule. Puis, quand elle existe, elle est située profondément dans une région fort difficile à explorer ; et si elle est trop mince ou trop souple, si la paroi abdominale est chargée de graisse ou contractée par le malade, elle peut échapper complètement aux examens les plus attentifs et les plus autorisés. « Outre la difficulté qu'on éprouve, dit M. Duplay, à la sentir chez les sujets doués d'embonpoint, cette sensation de corde fait le plus souvent défaut dans les hernies crurales, c'est donc un caractère assez infidèle. »

M. Gosselin ne l'a jamais constaté. « Dans les quelques faits, dit-il (1), que j'ai eu l'occasion d'examiner, j'ai cherché si en pressant la paroi abdominale au-dessus du pli de l'aine, je trouverais la sensation de ce corps tendu et un peu résistant que Velpeau a fait connaître sous le nom de corde épiploïque. Mais j'avoue que je ne l'ai pas trouvé, tandis que je l'ai constaté plusieurs fois dans les hernies inguinales. Cela tient-il à ce que, les tumeurs auxquelles

(1) Dictionnaire de médecine et de chirurgie pratiques. Article Hernies crurales.

j'ai eu affaire étant petites, la portion intra-abdominale de l'épiploon n'était pas assez tiraillée ni assez tendue pour donner la sensation en question, ou à ce que, le pédicule de la tumeur étant plus éloigné de la paroi abdominale que celui de la hernie inguinale, la portion tiraillée est plus difficilement accessible et appréciable ? Quoiqu'il en soit, il ne faut pas compter, pour le diagnostic de l'épiplocèle crurale, sur ce symptôme qui a de la valeur au contraire dans l'épiplocèle inguinale. »

De même chez la malade de notre Observation II, qui n'était pas grasse, ne contractait pas ses muscles abdominaux et chez laquelle le pédicule fut trouvé à l'opération assez volumineux et adhérent, il a été absolument impossible, même à notre maître M. Richet, de percevoir la moindre sensation de corde épiploïque.

Mais ce n'est pas tout, certaines dispositions anatomiques ou pathologiques de la paroi ou de la cavité abdominales, peuvent donner aussi cette sensation de corps tendu et résistant allant de l'arcade crurale au niveau de la tumeur, vers l'ombilic ; et comme pour le pédicule extra-abdominal, on peut admettre à tort l'existence d'une corde épiploïque.

C'est ainsi que dans notre Observation n° I une adénite iliaque au début pouvait et devait certainement être prise pour une corde épiploïque bien qu'elle n'en présentât pas absolument tous les caractères.

M. Picqué, dans un article du Dictionnaire encyclopédique international (1), rapporte un cas dans lequel il s'agit, il est vrai, d'une hernie inguinale, mais qui n'en est pas moins probant au point de vue qui nous occupe. Un jeune

(1) Article qui n'a pas encore paru mais dont M. Picqué a bien voulu nous communiquer l'épreuve.

homme s'était présenté à la Charité avec une hydrocèle considérable qui fut prise pour une hydropisie d'un sac habité : il existait un prolongement de la poche dans le trajet inguinal : de plus, par la palpation profonde, on percevait derrière la paroi abdominale une saillie allongée, résistante, ayant une grande analogie avec la corde épiploïque. Mais après la ponction qui démontra qu'il s'agissait en réalité d'une hydrocèle en bissac, la prétendue corde disparut. M. Picqué pense qu'il « s'agissait probablement de la saillie du plan aponévrotique profond sous l'influence de la distension extrême du trajet inguinal. »

En dehors des symptômes physiques propres à la tumeur, on peut trouver parfois quelques renseignements dans d'autres signes physiques qui ne lui appartiennent pas directement.

Ainsi, il est très important de rechercher avec soin s'il n'existe pas ou s'il n'a pas existé dans les régions appartenant à la sphère lymphatique des ganglions cruraux, une plaie ou une lésion quelconque qui ait pu être le point de départ d'un engorgement ganglionnaire.

Bien que l'adénopathie idiopathique soit assez rare à l'aine, on devra examiner aussi les ganglions des autres régions, et s'assurer de l'état constitutionnel et diathésique du sujet.

La question de l'âge a également une certaine importance, les épiplocèles étant relativement très rares chez les jeunes gens.

Symptômes fonctionnels. — Lorsque ces tumeurs ne présentent pas de phénomènes d'inflammation récente, les symptômes fonctionnels de l'adénite et de l'épiplocèle sont en général peu accusés et n'ont pour le diagnostic qu'une très minime importance. Dans l'immense majorité des cas, la tumeur est complètement indolente, soit par elle-même, soit à la pression. Cependant les épiplocèles sont un peu plus sensibles à la palpation et produisent quelquefois, surtout quand le pédicule est adhérent et tendu, des tiraillements, des douleurs intestinales et même des accès de douleurs assez vifs partant de la tumeur et s'irradiant vers l'abdomen et la cuisse. Ces douleurs ont assez souvent pour caractère de s'exaspérer par la marche et par la flexion de la cuisse sur l'abdomen (Observation II).

Commémoratifs. — Il en est des commémoratifs comme des symptômes physiques. Pathognomoniques dans certains cas, ils font dans d'autres complètement défaut.

On recherchera tout d'abord l'étiologie et le mode de début de la tumeur. A-t-elle apparu brusquement et à la suite d'un effort ou s'est-elle développée peu à peu ? A-t-elle toujours été, même à son début, dure et rénitente ou étaitelle d'abord mollasse et pâteuse ? Enfin son apparition a-t-elle coïncidé avec la présence d'une plaie, d'une ulcération aux membres inférieurs, à la fesse, à l'anus, aux organes génitaux et n'existant plus actuellement? On sait, en effet, que l'engorgement ganglionnaire peut survivre longtemps à la cause qui l'a produit.

Mais le point le plus important est de s'informer avec soin si la tumeur a toujours été irréductible ou si au contraire elle a pu pendant un certain temps rentrer et sortir.

Malheureusement, le malade est parfois tout à fait impuissant à répondre à ces différentes questions, ou, ce qui est plus fâcheux, les renseignements qu'il donne sont erronés. Il peut n'avoir jamais pensé à s'assurer si sa tumeur était réductible ou même, s'il n'en souffrait pas, ne l'avoir découverte que lorsqu'elle était déjà adhérente et irréductible. Il peut aussi ne s'être aperçu qu'à l'occasion d'un effort, d'une adénite indolente qu'il portait ignorée depuis longtemps, et indiquer cet effort comme la cause de l'apparition de sa tumeur. C'est ce qui est probablement arrivé pour le malade de notre observation n° III.

Enfin, on ne négligera pas les renseignements que l'on peut tirer des antécédents personnels et héréditaires du malade.

En résumé, parmi les symptômes physiques, fonctionnels et commémoratifs de l'épiplocèle et de l'adénite nous n'avons trouvé aucun caractère pathognomonique constant et certain.

Il est donc des cas où tout signe différentiel fait complètement défaut et où il est impossible d'établir de suite le diagnostic.

Que doit-on faire alors ?

Il faut suivre le conseil donné par Gosselin dans son article « Hernies crurales » du Dictionnaire de Jaccoud: Attendre tant que l'expectation est sans inconvénient pour le malade : attendre que l'évolution de la tumeur, l'influence du repos et du traitement (Observ. III), ou l'apparition d'un phénomène inattendu (Observ. I) vienne éclaircir le diagnostic.

« Le seul moyen, dit Gosselin, *loco citato*, est d'attendre en traitant le malade comme s'il s'agissait d'une épiplocèle retenue à l'extérieur par des adhérences molles qui peuvent se résorber sous l'influence du repos et d'une compression modérée. Si après quelques jours ou quelques semaines de traitement, la tumeur rentre puis sort de nouveau, pour rentrer encore à la manière d'une hernie réductible, aucun doute ne reste. »

Si au contraire la tumeur continue à ne pas rentrer, ou bien c'est une adénite et alors l'évolution de la tumeur rend évident le diagnostic, soit qu'elle diminue progressivement, soit qu'elle subisse la fonte purulente : ou bien c'est une épiplocèle devenue définitivement irréductible et le diagnostic s'établit à la fin par voie d'exclusion, c'est-à-dire parce qu'on ne trouve les signes d'aucune autre lésion.

Enfin on est parfois obligé, quand par exemple la tumeur gêne beaucoup le malade, d'opérer avant d'être complètement édifié sur la nature de la masse morbide. On commencera alors l'opération avec toutes les précautions exigées par l'hypothèse la plus sérieuse, c'est-à-dire celle d'une épiplocèle, et on la terminera suivant la tumeur que l'on aura trouvée.

Tumeurs graisseuses. — Il n'est pas rare de trouver à l'aine des tumeurs ayant la consistance particulière du lipôme.

Quelquefois ces tumeurs ne sont que des épiplocèles dans lesquelles l'épiploon s'est infiltré d'une quantité plus ou moins considérable de graisse ; dans d'autres cas, ce sont de vrais lipômes formés par du tissu adipeux pur.

Ces lipômes sont intrinsèques ou extrinsèques.

Les tumeurs graisseuses intrinsèques, c'est-à-dire développées primitivement dans le tissu cellulaire de la région sont exceptionnelles. Nous ne ferons que les mentionner.

Les lipômes extrinsèques ont été désignées sous le nom de hernies graisseuses. Elles sont toujours liées à l'existence d'une hernie et appartiennent à deux variétés.

Les unes, les lipocèles migrateurs de Verneuil, d'après Cruveilhier, Velpeau, Verneuil, Gosselin, précèdent et préparent la descente d'une hernie. Elles sont formées par de la graisse sous-péritonéale qui a été expulsée peu à peu ou brusquement de sa place normale et qui à travers le canal crural et le fascia crebriforme a émigré dans l'aine et s'y est hypertrophiée.

Les autres, appelées par Gosselin lipômes herniaires et par Verneuil lipocèles herniaires, sont au contraire le dernier stade d'une hernie crurale. Elles sont, pour les uns, l'effet, pour les autres la cause de la guérison de cette hernie.

En effet, tandis que d'après Bernutz et Verneuil ces amas graisseux ne se développent qu'après le retrait spontané des viscères, à cause même de ce retrait et comme pour combler la place laissée par lui, pour Nelaton et Gosselin ils sont formés par cette même graisse sous-péritonéale qui précède les hernies et forme les lipocèles migrateurs. Cette graisse s'est hypertrophiée, s'est accumulée à l'extérieur du sac, l'a peu à peu comprimé, aplati et a ainsi déterminé la réduction des organes herniés.

Quoiqu'il en soit, ces lipômes herniaires ont pour caractère d'adhérer intimement et fortement par leur face profonde à un sac herniaire vide, tandis qu'ils n'ont que des adhérences assez lâches avec les couches cellulaires sus-jacentes. Le collet de ce sac leur forme un pédicule peu volumineux, tout à fait analogue à celui des épiplocèles.

Ils sont assez fréquents, plus fréquents que les lipocèles migrateurs.

Les hernies graisseuses ont avec les épiplocèles la plus grande ressemblance. Et quoique M. Duplay indique la hernie graisseuse comme plus superficielle, plus aplatie, moins circonscrite, plus molle que l'épiplocèle, cependant le plus souvent les symptômes des épiplocèles, des lipocèles migrateurs et des lipômes herniaires sont identiques et le diagnostic de ces tumeurs impossible.

Il faut toutefois en excepter les cas où l'épiplocèle présente une corde appréciable et ceux dans lesquels elle a subi les modifications inflammatoires dont nous avons parlé plus haut et qui la font plutôt ressembler à une adénite.

Le lipôme intrinsèque possède les mêmes caractères que les autres tumeurs graisseuses : et, quand il occupe le même siège, il est bien souvent impossible de le différentier.

A part les réserves que nous avons faites précédemment, les commémoratifs peuvent être parfois très utiles. En effet, les épiplocèles sont, quelquefois pendant un certain temps réductibles, les lipocèles herniaires sont toujours précédées d'une hernie réductible, les lipocèles migrateurs et les lipômes intrinsèques jamais.

Quant aux symptômes fonctionnels, ils sont les mêmes dans ces différentes tumeurs et ne peuvent donner aucune indication. Comme les épiplocèles, les hernies graisseuses sont habituellement indolentes : mais, comme elles aussi, elles peuvent donner lieu à des tiraillements et à quelques douleurs.

Le diagnostic des hernies graisseuses et des adénites est analogue à celui des adénites et des épiplocèles. Du reste, en raison de leur consistance différente, ces affections seront rarement difficiles à différentier. Elles ne peuvent guère êtres confondues que lorsque le glanglion est kystique. Mais ce diagnostic sera étudié dans le chapitre suivant.

II. Tumeurs liquides

Comme les tumeurs solides, les tumeurs liquides sont intrinsèques ou extrinsèques.

Les tumeurs extrinsèques sont toujours consécutives à l'existence antérieure d'une hernie. Elles sont formées par une accumulation de liquide dans le sac même de cette hernie.

Dans les circonstances ordinaires, le sac étant en communication avec l'abdomen, la sérosité qui s'y épanche assez fréquemment est réductible. Mais si, pour une raison quelconque, cette communication vient à être supprimée, le liquide devra s'accumuler dans le sac transformé en cavité close, et formera ainsi à l'aine un tumeur irréductible, véritable kyste dont les parois sont celles mêmes du sac.

C'est ce qui se produit assez souvent dans les épiplocèles irréductibles quand le pédicule est fortement serré ou quand il s'est formé entre lui et le collet des adhérences qui ont peu à peu oblitéré ce dernier. Il faut toutefois pour cela que la cavité sacculaire ne soit pas elle-même supprimée par l'adhérence de sa face interne à l'épiploon.

Le même phénomène peut aussi s'observer dans les sacs déshabités depuis un certain temps ; seulement, dans ce cas, l'oblitération du collet se fait par une retraction fibreuse progressive assez analogue à la rétraction cicatricielle.

De là deux variétés de tumeurs ; les épiplocèles avec hydrocéle et les kystes sacculaires de Duplay.

Ces tumeurs présentent la plus grande similitude ; elles ont les mêmes symptômes physiques fonctionnels et commémoratifs. Situées au siège des hernies, elles sont globuleuses ou ovoïdes à grand diamètre transversal, plus ou moins volumineuses, rénitentes, fluctuantes, et présentent pour le reste tous les autres caractères de l'épiplocèle. Le kyste sacculaire n'a jamais, il est vrai, de corde épiploïque, mais il est toujours relié aux parties profondes par un pédicule fibreux, habituellement assez mince, reste du collet oblitéré.

Ces tumeurs contiennent une sérosité transparente et citrine. Elle peuvent être aussi purulentes mais dans ce cas elles présentent des phénomènes inflammatoires et ne rentrent plus dans le type clinique que nous étudions dans ce chapitre.

Au contraire, les tumeurs liquides intrinsèques, qui sont en immense majorité de nature ganglionnaire, contiennent presque toujours du pus. Ce sont des abcès froids ganglionnaires enkystés provenant de la fonte purulente d'une adénite tuberculeuse. Cependant certains abcès osseux provenant d'une carie du pubis ou d'une affection de la hanche, peuvent apparaître à l'aine et présenter exceptionnellement tous les caractères d'une tumeur crurale liquide irréductible.

On peut aussi trouver à l'aine des tumeurs kystiques ganglionnaires à contenu transparent et séreux ; mais elles y sont très-rares, si rares qu'on a même pu y mettre leur existence en doute. Elles sont analogues à celles que l'on trouve plus souvent au cou; et sont, d'après Adolphe Richard, qui les a bien étudiées, de véritables kystes glandulaires formés au sein du ganglion par de la lymphe retenue et modifiée.

Velpeau dit avoir observé à l'aine « de ces collections de sérosité qui semblaient s'être creusé une cavité close sous l'influence d'un travail maladif, dans quelques ganglions lymphatiques » et Verneuil en cite deux cas observés par Lefort. Ces kystes développés tous deux à la partie antéro-interne de la cuisse avaient commencé par de petites tumeurs indolentes, mobiles et acquis progressivement des dimensions considérables. Tous deux, d'après Lefort, avaient pris naissance dans le sein d'un ganglion et contenaient un liquide séreux et citrin sans mélange qui était de la lymphe modifiée.

Les autres tumeurs intrinsèques à contenu transparent et citrin, les kystes hydatiques, sont encore beaucoup plus rares. Elles peuvent se développer dans les différents éléments de la région et même, comme Arnaud en a cité un cas, dans l'épiploon hernié : elles présentent les mêmes caractères que les précédentes.

Enfin on peut trouver une bourse séreuse remplie de liquide au-devant de chacune des tumeurs de l'aine. Ce sont de véritables hygromas qui se forment dans le tissu cellulaire au niveau de la partie la plus saillante de la tumeur, sous l'influence des frottements qui s'y exercent sans cesse. Elles se développent surtout au devant des hernies, à la suite du port prolongé d'un bandage ; mais on en rencontre aussi au-devant d'une hernie graisseuse et même d'une adénite. Une fois chez une vieille femme et deux fois à l'autopsie, Verneuil a observé une bourse séreuse au-devant d'un ganglion crural.

Lorsqu'on a à faire le diagnostic d'une tumeur crurale fluctuante, le point le plus important est de s'assurer tout d'abord si cette tumeur est bien véritablement irréductible.

Parfois, en effet, dans les épiplocèles ou les sacs déshabités dont le collet est en voie d'oblitération, la communication entre le sac et la cavité péritonéale n'est plus qu'un pertuis très-étroit à travers lequel on peut avoir la plus grande peine à faire passer le liquide. On est alors exposé à prendre pour un kyste clos et indépendant une tumeur sacculaire encore en communication avec l'abdomen, et l'on comprend toute la gravité d'une pareille erreur surtout si l'on traite ce pseudo-kyste par ponction et injection irritante.

On devra donc essayer par des pressions multipliées de réduire le liquide et rechercher si la tumeur augmente de volume ou reçoit une impulsion par la toux ou un effort. On ne saurait apporter trop de soin et de prudence dans cet examen et l'on devra toujours avoir présente à l'esprit la possibilité d'une erreur ; car il est des cas où malgré la perméabilité persistante du collet, il est néanmoins impossible de faire rentrer le liquide dans le ventre. Houel a observé une tumeur crurale irréductible présentant le volume d'une petite orange, qu'il trouva à l'autopsie être un sac herniaire en communication avec le péritoine par un pédicule fibreux ; on pouvait encore introduire un stylet dans ce pédicule et cependant il fut absolument impossible de faire passer le liquide à travers.

La réductibilité de la tumeur bien établie, on s'assurera de la nature de son contenu ; et pour cela, on pourra d'abord rechercher si elle est ou non transparente. Mais la transparence est un signe bien incertain : outre qu'elle est très difficile à constater dans cette région, elle peut faire défaut surtout quand le sujet est trop gras, la tumeur trop petite, trop profonde ou à parois trop épaisses.

On sera donc le plus souvent obligé d'avoir recours à une ponction exploratrice. Pratiquée avec la seringue de Pravaz, cette opération est du reste sans inconvénient ni danger, et elle ne laisse aucun doute possible sur la nature du liquide dont elle permet l'examen histologique ; de plus comme nous le verrons, elle rend possibles ou plus faciles à reconnaître des symptomes qui étaient masqués par l'épanchement; enfin elle permet de faire d'emblée le diagnostic entre une véritable tumeur liquide et une de ces épiplocèles ou hernies graisseuses pseudo-fluctuantes.

Si la tumeur est purulente, il s'agit presque toujours d'un abcès froid enkysté ganglionnaire ou très exceptionellement d'un abcès osseux venant du pubis ou de la hanche. En outre de leur rareté ces abcès osseux sont bien rarement aussi circonscrits, aussi délimitables et surtout aussi irréductibles que les abcès ganglionnaires et le pus se reproduit beaucoup plus vite après la ponction. De plus il existe presque toujours du côté des os malades des phénomènes concomitants qui ne laissent aucun doute sur la nature de l'affection.

Mais si on a nettement constaté la transparence de la tumeur ou si on en a retiré un liquide clair et citrin, les difficultés sont beaucoup plus grandes.

En effet, nous avons vu que le diagnostic des épiplocèles et des adénites est souvent impossible à établir : or, les difficultés restent les mêmes, que ces tumeurs soient fluctuantes ou non.

Dans un cas comme dans l'autre, on s'appuye sur le siège de la tumeur, sur les signes fonctionnels et les commémoratifs, sur la présence ou l'absence de pédicule et de corde épiploïque tous signes que nous savons inconstants, incertains ou très difficiles à constater. De plus, les renseignements donnés par la consistance de la tumeur feront ici encore plus souvent défaut. Parfois, cependant, dans les epiplocèles, après la ponction et en déprimant fortement la paroi antérieure de la tumeur, on peut arriver à sentir la consistance mollasse, pâteuse, lobulée caractéristique de l'épiploon. Dans notre observation n° 2, il a été impossible, même immédiatement après la ponction, de percevoir cette sensation, mais Gosselin rapporte dans le Dictionnaire de Jaccoud un cas dans lequel il a pu arriver ainsi au diagnostic.

« C'était, dit-il, à l'hôpital des Cliniques. Le malade, âgé de 24 ans, portait une hernie crurale gauche depuis plusieurs années. (Pour le sexe et pour l'âge on voit que le cas est déjà insolite). Il a assuré que pendant longtemps la hernie rentrait et sortait facilement. Il avait même porté d'abord un bandage, puis il en avait négligé l'emploi, et depuis quelque mois la tumeur était devenue irréductible, avait sensiblement augmenté et gênait les mouvements. Cette tumeur était grosse comme une petite pomme d'api, et occupait le triangle de Scarpa, tout-à-fait au-dessous du ligament de Fallope. Elle ne rentrait pas du tout par la pression, ne recevait de la toux aucune impulsion. On lui sentait un pédicule profond qui s'enfonçait au-dessous de l'arcade fémorale ; mais il a été impossible de sentir une corde épiploïque. Comme la tumeur était un peu dépressible, je pouvais, en refoulant les couches superficielles, qui me paraissaient fluctuantes, sentir une masse lobulée et pâteuse, qui pouvait être ou l'épiploon ou une hernie graisseuse. J'avais d'ailleurs constaté parfaitement la transparence. Après avoir bien reconnu à diverses reprises qu'il n'y avait rien de réductible et qu'aucun signe n'indiquait la présence d'une anse intestinale, je fis le 22 novembre avec un petit trocard une ponction qui donna issue à une cueillerée environ de sérosité transparente ; et après la sortie de ce liquide je sentis encore mieux la tumeur mollasse et lobulée qui me parut être incontestablement de l'épiploon.»

Quand aux kystes sacculaires, il est impossible de les reconnaître des épiplocèles avec hydrocèles. Ces deux tumeurs ont, comme nous l'avons vu, une seméiologie identique. L'absence des deux seuls symptômes qui appartiennent en propre à l'épiplocéle, n'est même pas un signe caractéristique du kyste sacculaire puisque ces symptômes, la corde épiploïque et la sensation de cette consistance épiploïque, sont loin d'être constants dans l'épiplocèle.

De même les kystes se présentent sous le même aspect extérieur que les kystes ganglionnaires et ne peuvent en être différentiés que par la présence de crochets dans le liquide retiré : car on ne peut vraiment pas compter beaucoup sur le frémissement hydatique.

Il est encore bien plus difficile de reconnaître une bourse séreuse. Située au-devant d'une autre tumeur crurale, elle sera presque toujours, même après la ponction, confondue avec elle, sauf le cas où, très-volumineuse elle-même, elle est située, comme Verneuil en a observé un cas, au-devant d'un gros ganglion facile à reconnaître.

Mais si un de ces hygromas ayant un certain volume se trouve au-devant, soit d'un ganglion ressemblant à une épiplocèle, soit d'une épiplocèle, soit d'une hernie graisseuse, il sera fatalement pris, si la tumeur est solide, pour une épiplocèle avec hydrocèle ou si elle est liquide pour un de ses diverticules. Comment reconnaître d'un vrai kyste sacculaire une bourse séreuse qui, ayant pris naissance au-devant d'une hernie qui s'est guérie par la suite, et ayant survécu au retrait des viscères, se trouve actuellement au-devant d'un sac vide et aplati?

Pour les tumeurs liquides comme pour les solides, il est donc souvent difficile de reconnaître non-seulement la nature de la tumeur mais même si elle est intrinsèque ou extrinsèque.

On ne saurait même plus compter ici sur l'évolution de la tumeur pour éclairer le diagnostic, puisqu'elles ne peuvent toutes que rester stationnaires ou tendre à un accroissement indéfini.

Il faut cependant faire exception pour une variété de ces tumeurs, et c'est précisément la seule dont le diagnostic ait de l'importance dans la pratique.

Il importe, en effet, de reconnaître des autres tumeurs les épiplocèles qui ne sont que passagèrement irréductibles et qui peuvent sous l'influence du repos et d'une compression prolongée et douce redevenir réductibles.

Donc, dans les cas douteux, on conseillera le repos et la compression pendant un certain temps. Si après quelques semaines la tumeur n'est pas rentrée et paraît définitivement irréductible, alors on pourra intervenir soit par ponction et injection irritante, soit par incision et extirpation.

« Il ne faut, dit Gosselin, accepter cette opinion (d'un kyste) qu'après y avoir longtemps regardé et avoir bien pensé à la possibilité d'une épiplocèle indolente. J'ai été consulté, en 1866, par une dame de province qui portait une tumeur irréductible, grosse comme une petite noix, dans l'aine gauche, au-dessous de l'arcade crurale. Son médecin me l'adressait en me demandant mon avis sur l'opportunité d'une injection iodée qu'il proposait dans la pensée d'un kyste. Ne trouvant pas une fluctuation suffisante, sentant d'autre part un pédicule profond, j'émis l'opinion qu'il pouvait y avoir une épiplocèle crurale actuellement irréductible : je proposai la compression, le repos et l'ajournement de la tentative opératoire. Quelques semaines après, j'ai appris que la tumeur avait diminué progressivement, était rentrée et devait être en effet considérée comme une épiplocèle qui avait été, pendant un certain temps irréductible. Un peu plus tard, le 8 janvier 1867, la *Gazette des hôpitaux* publiait un fait analogue, dans lequel un chirurgien de Paris avait également conseillé une injection iodée pour une tumeur crurale qu'il croyait un kyste et qui n'était qu'une hernie probablement épiploïque et passagèrement irréductible. »

Quand on se décide pour l'extirpation d'une tumeur dont on n'a pu arriver à faire un diagnostic précis, comme pour les tumeurs solides, on fera une véritable incision exploratrice avec toutes les précautions exigées par l'hypothèse d'une épiplocèle, et l'on terminera ensuite l'opération suivant la tumeur que l'on découvrira. C'est même dans bien des cas seulement à ce moment que l'on connaîtra la nature de la tumeur.

TUMEURS ENFLAMMÉES.

I. TUMEURS ENFLAMMÉES SANS ACCIDENTS GÉNÉRAUX.

Toutes les tumeurs de l'aine, solides ou liquides, peuvent s'enflammer et même suppurer.

Qu'elle soit aïgue, subaigue ou chronique, si elle ne s'accompagne pas d'accidents généraux, l'inflammation de ces tumeurs ne modifie pas notablement les conditions de leur diagnostic : les difficultés restent les mêmes, seulement elles sont augmentées.

« Si, comme le disent très bien MM. Poulet et Bousquet (1), le diagnostic des collections séreuses de l'aine présente déjà de grandes difficultés à l'état normal, il devient encore plus malaisé lorsqu'elles s'enflamment ». Et « Si dans les conditions ordinaires un bubon de l'aine ne laisse aucun doute dans l'esprit, pour toutes les autres affections il faut faire un examen clinique minutieux. »

Les phénomènes inflammatoires locaux : rougeur, chaleur, tuméfaction et douleur, étant communs à toutes les tumeurs n'apportent aucun renseignement nouveau ; ils masquent au contraire ou rendent plus difficiles à reconnaître certains symptômes différentiels importants, tels que la consistance propre de la tumeur, sa mobilité sur les parties profondes, la présence ou l'absence d'un pédicule.

(1) *Traité de pathologie externe.*

Nous ferons seulement remarquer que, dans l'adénite, ces phénomènes inflammatoires sont généralement plus accentués et se communiquent plus facilement à la peau qui devient plus vite rouge, chaude et douloureuse. De plus, la présence d'une plaie ou d'une ulcération dans la sphère lymphatique de la tumeur prend une plus grande importance pour le diagnostic d'une adénite. Enfin, l'évolution de la tumeur est plus rapide et arrive plus vite à la suppuration.

D'autre part, si le pédicule épiploïque est en raison du gonflement et de la douleur beaucoup plus difficile à rechercher et à reconnaître, on peut assez souvent, par la pression sur son trajet présumé, déterminer une douleur qui est beaucoup plus vive que dans les parties voisines et qui est jusqu'à un certain point caractéristique. Cette douleur n'est cependant pas pathognomonique puisqu'elle peut être produite aussi par l'inflammation de gros troncs lymphatiques profonds ou d'une chaîne de petits ganglions.

Dans les cas douteux, la seule chose à faire est de tenir le malade au repos, d'essayer par un traitement résolutif d'empêcher la tumeur d'arriver à la suppuration et de n'intervenir avec le bistouri que lorsque la présence du pus est absolument hors de doute. Au besoin on pourra faire précéder l'incision d'une ponction exploratrice.

Nous demandons la permission de citer quelques observations d'épiploïtes chronique, subaigue et aigue, qui montreront bien quelles difficultés on peut avoir à surmonter dans la pratique.

Les deux premières sont de M. Gosselin et sont citées dans son article Hernies crurales du Dictionnaire de Médecine et de Chirurgie pratiques :

« Je n'ai vu, dit-il, qu'un seul cas d'épiploïte chronique, et il m'a laissé un profond souvenir, à cause des difficultés du diagnostic et de la forme douloureuse de la maladie. La tumeur occupait l'aine droite sur une demoiselle de 29 ans, et avait le volume d'une forte noisette. Elle était arrondie, sans changement de couleur à la peau, et depuis quinze jours occasionnait des douleurs de plus en plus vives, lorsque la malade vint réclamer mes soins à l'hôpital de la Pitié, le 5 avril 1866. La tumeur était bien en dedans des vaisseaux cruraux : mais comme elle ne donnait aucune impulsion par la toux, et comme, en raison sans doute de son petit volume, il était impossible de constater rigoureusement ni un pédicule, ni une corde épiploïque, je pensais, à cause de l'intensité des douleurs spontanées et à la pression, qu'il s'agissait d'une adénite. Il est vrai que la tumeur était solitaire, ce qui n'est pas ordinaire dans les adénopathies, et qu'il n'existait du côté des organes génitaux, de l'anus et du membre inférieur, aucune lésion ayant pu occasionner une adénite. Mais, je le répète, ce qui m'entraînait vers l'opinion, d'une affection ganglionnaire, c'était l'excessive sensibilité de la tumeur. La malade ne pouvait supporter aucune pression, si légère qu'elle fût, sans accuser aussitôt une vive souffrance, et la marche était devenue extrêmement difficile, à cause de la douleur qu'elle occasionnait. Or, je n'avais pas jusque-là constaté d'épiploïte douloureuse à ce point, à moins d'une inflammation aigue marchant vers la suppuration, et rien, chez ma malade, n'indiquait encore une tendance vers cette terminaison. Je m'attendais bien à voir survenir ultérieurement un abcès ; mais je pensais à un de ces abcès ganglionnaires qui se forment en cinq ou six semaines, avec cette particularité insolite que, dans le cas actuel, l'abcès eût été précédé de douleurs à forme névralgique. La malade fut traitée par le repos et les cataplasmes. La douleur spontanée disparut assez vite, sous l'influence du repos et d'un spica compresseur : mais la douleur à la pression continua longtemps, en même temps la tumeur diminua un peu. Je n'avais pas tout à fait abandonné l'opinion d'une épiplocèle, et j'y revins de plus en plus, à mesure que je vis la maladie se prolonger sans la terminaison par abcès que l'idée d'une adénite subaigue m'avait fait prévoir. Je faisais de temps à autre le taxis, malgré la sensibilité très vive qui existait toujours. Enfin, un matin, c'était le dix-huitième jour après l'entrée de la malade à l'hôpital, je sentis pendant une nouvelle pression la tumeur disparaître, comme une hernie qu'on réduit. Elle se reproduisit immédiatement, fut réduite de nouveau et maintenue par un spica. A partir de ce moment la malade fut soulagée. Je ne doutais pas dès lors que j'avais eu affaire à une hernie épiploïque enflammée modérément, laquelle, après avoir durée plusieurs semaines, s'était trouvée n'avoir pas contracté d'adhérences définitives avec le sac, et a pu rentrer. Je fis appliquer un bandage, et pendant quinze jours qu'il m'a été donné de suivre la malade, ni la tumeur, ni la souffrance n'avaient reparu. »

M. Gosselin n'a vu également qu'un seul cas d'épiploïte crurale aigue : « C'était sur une femme de 74 ans qui portait depuis quelque temps une grosseur dans l'aine gauche, n'avait jamais eu de bandage, et avait été prise, un mois avant son entrée à l'hôpital de la Pitié, de douleurs et de gonflement suivis plus tard de rougeur et de chaleur. Lorsque je la vis pour la première fois, la tumeur était déjà fluctuante, et, guidé par les commémoratifs d'une part, la présence d'un pédicule profond et une impulsion légère pendant la toux d'autre part, je pensai qu'il s'agissait d'une épiploïte aigue marchant vers la suppuration. J'ouvris l'abcès le surlendemain et quelques jours après, je vis sortir par la plaie un morceau grisâtre, mollasse, infiltré de pus, qui me parut être un lambeau d'épiploon mortifié. »

Verneuil a observé aussi un cas d'épiploïte aigue. Il s'agissait d'une vieille demoiselle fort maigre qui présentait dans l'aine droite une rougeur érysipélateuse avec trois bosselures mollasses, dont l'une présentait le volume d'une noix et paraissait manifestement fluctuante. Les douleurs, très-vives, étaient exaspérées par le toucher. « La malade, dit Verneuil, n'ayant jamais, à son dire, présenté de hernie, je diagnostique une adénite suppurée avec phlegmon péri-ganglionnaire, non sans arrière-pensée, cependant, car je ne voyais nulle cause expliquant l'affection ganglionnaire. L'incision couche par couche me conduit assez profondément jusqu'à une masse épiploïque enflammée, mais non suppurée : je m'arrête naturellement. Aucune suite fâcheuse, du reste ; les accidents cessent promptement, l'épiploon se tuméfie, sort à travers la plaie, bourgeonne et le tout se cicatrise en une vingtaine de jours. »

II. Tumeurs enflammées avec accidents généraux.

Il n'est pas rare de voir l'inflammation des tumeurs de l'aine s'accompagner d'accidents généraux.

Généralement de nature purement inflammatoire, ces accidents n'ont aucune gravité. Tout se borne le plus souvent à un peu de fièvre et à un léger état gastrique. Il y a de la soif, de l'inappétence, des nausées, rarement des vomissements, souvent de la constipation : le ventre un peu douloureux au voisinage de la tumeur n'est pas ballonné.

Mais parfois ces accidents prennent une importance et une intensité beaucoup plus grandes et peuvent même devenir très-graves et très-inquiétants : l'état général est profondément atteint, le faciès grippé, le ventre extrêmement ballonné, dur, tendu et douloureux : il y a de la prostration, du hoquet, des coliques violentes, souvent une constipation opiniâtre; les vomisssements très-abondants et répétés peuvent même devenir fécaloïdes. En un mot, chose singulière, on peut observer le tableau clinique de l'étranglement herniaire le plus sévère.

Cette gravité insolite des symptômes généraux peut s'expliquer jusqu'à un certain point dans l'épiploïte, qu'on l'attribue, comme Malgaigne, à l'inflammation de l'épiploon et du péritoine, ou, comme Gosselin, à l'étranglement de l'épiploon. Elle n'est pas non plus tout à fait incompréhensible dans les tumeurs qui sont, comme les hernies graisseuses et les hydropisies herniaires, en rapport direct avec le péritoine : mais, chose beaucoup plus extraordinaire, on la rencontre aussi dans l'inflammation des ganglions de l'entonnoir crural.

« Lorsque, dit notre cher maître, le professeur Richet (1), l'inflammation affecte les ganglions sous-aponévrotiques, ce qui est rare d'ailleurs, on voit quelquefois survenir des accidents d'étranglement analogues à ceux que déterminent les hernies. Je ne sache pas qu'on ait trouvé l'explication de ce phénomène bizarre, que les faits suivants mettent hors de toute contestation. Croyant avoir affaire à une hernie crurale étranglée, A. Bérard, dont j'étais alors l'interne, incisait couche par couche les diverses enveloppes de la tumeur, lorsque tout-à-coup, au moment où il croyait ouvrir le sac, il s'échappa un flot de pus au lieu de sérosité. Un examen plus approfondi prouva qu'on avait affaire à un ganglion suppuré dont l'ouverture fit cesser tous les accidents d'étranglement. J'ai eu dans mon service à l'hopital Saint-Antoine, une femme de cinquante ans environ, chez laquelle, à plusieurs reprises, se développaient tous les accidents de la hernie étranglée; une fois même je fus sur le point de l'opérer à cause des vomissements de matières stercorales. Ce qui m'arrêta, c'est que, quelques semaines auparavant, les mêmes symptômes s'étaient présentés, puis s'étaient progressivement dissipés, et il n'était resté dans le pli de l'aine qu'une tumeur indolente bien évidemment

1. Traité d'anatomie médico-chirurgicale, page 1187.

formée par des ganglions et uniquement par des ganglions. De son côté Petrequin (Anatomie médico-chirurgicale) dit que deux fois ayant été appelé en consultation par des confrères pour des cas analogues, et alors qu'on croyait à l'imminence d'une opération, il constata, en explorant attentivement, que la tumeur était formée par des ganglions situés à l'embouchure du canal crural. »

Tillaux a, lui aussi, opéré à St-Antoine « un homme qui présentait tous les symptômes d'une hernie crurale et qui n'avait qu'une adénite profonde ». Et on trouve dans les auteurs et en particulier dans l'article Aine fait par A. Bérard, dans le dictionnaire en 30 volumes, plusieurs observations analogues.

Ces cas ne sont pas les seuls où la ressemblance soit grande entre les accidents généraux d'une tumeur crurale et ceux d'une hernie étranglée. Car si les premiers sont parfois exceptionnellement graves, les seconds peuvent en revanche être anormalement bénins et ne ressembler nullement au tableau clinique habituel de l'étranglement herniaire.

Gosselin nous a mis en garde contre ces formes atténuées ou frustes de l'étranglement dans lesquelles tous les symptômes ont une très-grande bénignité apparente, où l'on observe ni état général mauvais, ni facies spécial, ni ballonnement du ventre, peu ou pas de colliques, de douleurs et de vomissements. « J'ai vu, dit-il, des malades chez lesquels les vomissements ont été rares et même nuls jusqu'à la fin, les douleurs de la tumeur très-modérées, à moins d'une pression exercée sur le pédicule, les coliques à peine marquées, et chez lesquels on ne trouvait d'autres symptômes de l'étranglement qu'une tumeur irréductible, l'absence des garde-robes et la perte de l'appétit. »

Lorsque cette similitude des accidents généraux rend la confusion facile entre une hernie étranglée et une autre tumeur de l'aine, il ne faut pas croire que l'on puisse trouver toujours un élément certain de diagnostic dans l'examen des signes locaux. Bien souvent, au contraire, lorsqu'une entérocèle s'étrangle, les signes caractéristiques de la présence de l'intestin disparaissent et la tumeur rentre dans la classe des tumeurs irréductibles et mates.

La sonorité intestinale est, en effet, souvent impossible à reconnaître dans l'entérocèle crurale étranglée ; elle est masquée soit par l'épaisseur trop grande des enveloppes herniaires, soit par un épanchement de sérosité dans le sac, soit encore par une accumulation de liquide ou de matières dans l'intestin : de plus, quand elle est seulement obscure, elle est très-difficile à affirmer en raison de la proximité de l'abdomen ballonné et très-sonore.

Si en même temps on ne produit par le taxis ni réduction, ni gargouillement, on a donc à l'aine une tumeur irréductible, mate, globuleuse ou ovoïde, fluctuante ou élastique et rénitente, douloureuse, enflammée, c'est-à-dire présentant tous les caractères des tumeurs crurales que nous avons étudiées dans les chapitres précédents.

Cette tumeur a, comme l'épiplocèle enflammée, un pédicule qui n'est pas toujours facile à reconnaître mais qui est très souvent douloureux à la pression. Ces deux tumeurs ont donc des symptômes locaux identiques, et sauf le cas très-rare, comme nous l'avons vu, où l'épiplocèle a une corde épiploïque appréciable, il est à peu près impossible de les différencier.

Le diagnostic d'une hernie crurale avec une adénite ou

les autres tumeurs est le même que celui de l'épiplocèle avec ces mêmes tumeurs.

Les commémoratifs pourront donner quelques renseignements surtout dans le diagnostic de la hernie étrangléeavec l'adénite. On s'informera si le malade avait antérieurement une tumeur réductible, s'il a porté un bandage, si l'irréductibilité est déjà ancienne ou si elle a coïncidé avec le début des accidents.

Mais c'est surtout par l'analyse minutieuse des accidents généraux que l'on pourra établir le diagnostic.

Le point le plus important est de s'assurer avec soin si le malade a émis des gaz par l'anus ou est allé à la garde robe depuis le début des accidents. Si ce début n'est pas trop rapproché et si néanmoins le malade a eu depuis une ou plusieurs garde-robes et s'il affirme avoir émis des gaz, il y a de bien grandes probabilités pour qu'il ne s'agisse pas d'une hernie étranglée : cependant on ne se prononcera pas définitivement avant d'avoir administré un purgatif et en avoir constaté le résultat.

On n'oubliera pas, en effet, qu'au début d'un véritable étranglement, un malade peut avoir une ou plusieurs selles abondantes et des gaz par l'évacuation de matières accumulées dans le bout inférieur de l'intestin : d'autre part le malade peut se tromper en affirmant avoir émis des gaz par l'anus, ou bien il peut avoir pris pour une véritable garde-robe le rejet d'un lavement pris antérieurement et dont le contenu a été teinté soit par quelques matières soit par un médicament comme le séné.

C'est pour éviter toutes ces causes d'erreur, qu'on devra, s'informer si le malade a pris un lavement avant d'aller à la garde-robe, examiner autant que possible soi-même les matières rendues et enfin ne rejeter définitivement l'hypothèse d'un étranglement qu'après l'effet produit par le purgatif administré.

La constipation étant habituelle dans l'inflammation des tumeurs crurales on ne peut rien conclure de l'absence de garde-robe. Dans ce cas, on a à choisir entre deux lignes de conduite. Si les accidents sont graves et pressants il n'y a pas à hésiter, il faut adopter d'emblée le diagnostic de hernie étranglée et opérer en conséquence. Si au contraire les accidents sont récents, s'ils ne sont pas inquiétants, si l'état général est bon, on pourra attendre et essayer d'éclairer le diagnostic par l'administration d'un ou plusieurs purgatifs d'exploration. Si on obtient des garde-robes, la question est tranchée, sinon on se rangera à l'hypothèse d'un étranglement et l'on agira suivant les indications.

Du reste, dans tous les cas douteux, l'essentiel est de ne pas trop attendre et de se rallier de suite à l'idée d'un étranglement herniaire.

En effet dans l'inflammation d'un ganglion ou d'une autre tumeur crurale, le débridement et l'ouverture de la tumeur faisant cesser tous les accidents, sont absolument indiqués et il n'y a aucun inconvénient à prendre cette tumeur pour une hernie étranglée et à l'opérer avec toutes les précautions employées en pareil cas.

On comprend, au contraire, combien l'erreur opposée peut être funeste, et combien il peut être dangereux de plonger le bistouri dans une hernie intestinale comme dans un simple bubon. On s'expose dans ce cas à fendre l'intestin et le moins qui puisse en résulter est un anus contre nature. Picqué rapporte à ce sujet (1) un cas dont il a été le témoin à la Charité. Il s'agissait d'une jeune femme chez laquelle on avait diagnostiqué en ville et ouvert au bistouri une prétendue adénite virulente qui n'était autre qu'une petite hernie crurale étranglée. Il en résulta la production d'un anus contre nature qui entraîna après six mois la mort de la malade.

Que si, au contraire, dans l'hypothèse d'une adénite on n'opère pas de suite et on veut attendre la suppuration de cette prétendue adénite les dangers sont beaucoup plus considérables encore. On expose la malade à tous les hasards de la non-intervention c'est-à-dire à la mort par perforation interne, par péritonite généralisée ou par affaissement progressif, et dans les cas les plus favorables, à la gangrène intestinale, à un abcès stercoral, et un anus contre nature.

La bénignité de l'étranglement est en effet bien loin d'être en rapport avec celle des symptômes généraux. Il arrive, comme le dit Gosselin, de trouver des étranglements absolument invincibles, qui sont même très difficiles à débrider tant l'anneau est étroit, chez des sujets dont les symptômes ont été peu prononcés. Et il ne faut pas oublier que pour les hernies non opérées ou opérées trop tard, la mortalité est de plus des trois quarts des malades (2).

Bérard, *loco citato*, cite plusieurs cas, dont un observé par Sabatier, dans lesquels une hernie crurale prise pour une adénite et non opérée amena la mort du sujet.

Enfin une dernière raison qui fait que la temporisation

(1) *Loco citato.*
(2) Gosselin (id.).

dans les cas douteux doit toujours être de courte durée, c'est que plusieurs tumeurs de nature différente peuvent exister simultanément à l'aine. Il peut y avoir une entérocèle étranglée au-dessous d'une adénite, d'une hernie graisseuse ou d'une bourse séreuse enflammées et dans ce cas ce n'est guère qu'à l'opération que l'on peut arriver au diagnostic exact.

Dans son article *Aine* du *Dictionnaire encyclopédique*, Verneuil en cite plusieurs exemples. Nous en rappellerons quelques-uns qui montrent bien combien de variétés on peut ainsi rencontrer :

« Un homme, dit-il, présentait sous l'arcade crurale une tumeur du volume d'une châtaigne qui ressemblait tout à fait à une glande lymphatique et qu'on crut d'origine vénérienne : cataplasmes ; mort deux ou trois jours plus tard. A l'autopsie, ganglion volumineux et enflammé cachant une petite hernie formée par un pincement de l'intestin. Si l'on avait opéré, il aurait fallu extirper ce ganglion (Medic. observ. and Inquiries. London).

« Femme portant depuis longtemps une tumeur ganglionnaire qualifiée de bubon bénin. Survient le cortège des accidents abdominaux qu'on attribue à une métro-péritonite, contre laquelle un traitement antiphlogistique des plus énergiques est mis en usage. Aggravation continue des symptômes. On se décide à inciser la tumeur. Après avoir traversé une couche épaisse de glandes engorgées et lardacées, on ouvre un kyste rempli de sérosité : enfin se montre sous l'arcade crurale une hernie du volume d'un œuf de pivert. Débridement, réduction, mort vingt heures après (Pellegrini, 1844). »

Artley Cooper cite un cas où l'on se serait infailliblement trompé si l'on avait opéré : il y avait chez le même sujet une hernie ombilicale, une hernie crurale gauche, toutes deux irréductibles ; de plus dans l'aine droite une tumeur extrêmement douloureuse au toucher. Les symptômes d'étranglement étant peu pressants, on différa l'opération qui eût été pratiquée à droite : la mort survient. On trouve en ce dernier point un ganglion tuméfié et enflammé au-devant d'un sac herniaire vide : à gauche, une anse intestinale enflammée, à l'ombilic une épiploïte suppurée, enfin une péritonite générale (Œuvres chirurgicales).

CONCLUSIONS

1° Il n'existe pas entre les tumeurs irréductibles et mates du pli de l'aine de signe pathognomonique constant et certain qui permette d'établir toujours et de suite le diagnostic. La corde épiploïque est inconstante et difficilement accessible. Le pedicule lui-même est souvent impossible à constater dans l'épiplocèle et certaines dispositions anatomiques peuvent, dans l'adénite, faire admettre à tort son existence.

2° Dans les cas douteux, lorsque la tumeur n'est pas enflammée, il faut attendre pendant quelques semaines que l'évolution de la tumeur vienne éclairer le diagnostic. Si on est obligé d'opérer avant d'être édifié sur la nature de la tumeur, on le fera avec toutes les précautions exigées par l'hypothèse d'une épiplocèle.

3° Lorsque la tumeur présente des phénomènes inflammatoires sans accidents généraux, il faut n'intervenir avec le bistouri que lorsque la suppuration est évidente.

3° Si l'inflammation de la tumeur s'accompagne d'accidents généraux, même bénins, c'est surtout sur la présence ou l'absence de garde-robes et d'émission de gaz par l'anus que l'on s'appuyera pour établir le diagnostic. On ne rejettera définitivement l'hypothèse d'un étranglement herniaire qu'après l'effet produit par un purgatif.

4° Si les accidents sont tant soit peu pressants, il vaut mieux ne pas attendre et opérer de suite comme s'il s'agissait d'une hernie étranglée.

Observation I

Adénité strumeuse simulant une épiplocèle.

Salle Saint-Landry, lit n° 2

B... Louis, couvreur, 53 ans.

Pas d'antécédents héréditaires.

Pas d'antécédents strumeux, syphilitiques, ni rhumatismaux.

Pas de maladie antérieure, sauf une attaque de choléra en Crimée. Bonne santé habituelle.

Le malade n'a jamais souffert de l'aine et n'y a jamais constaté de tumeur réductible ou irréductible.

Il raconte qu'il y a cinq semaines environ, étant en pleine santé, il travaillait depuis le matin à lancer des charges de tuiles. Tout à coup, dans l'après-midi, au moment où il lançait une charge très lourde, il fut pris brusquement d'une douleur extrêmement vive dans l'aine gauche avec sensation de déchirement. Il dut interrompre son travail pendant une demi-heure, et malgré la persistance de la douleur, put le continuer jusqu'au soir. Il dîna avec appétit. Il affirme avoir, en se couchant, examiné avec soin la région douloureuse et n'y avoir pas constaté de grosseur.

Dans la nuit, fièvre légère et céphalalgie. Pas de vomissements, vive douleur localisée à l'aine.

Le lendemain, malgré cette douleur et une grande faiblesse de la jambe gauche, il put travailler toute la journée. Le soir, il examina de nouveau la région crurale et constata pour la première fois une petite tumeur douloureuse, dure, qui ne rentrait pas par la pression.

Pendant huit jours, le malade continua à travailler. La tumeur, qui ne s'est jamais réduite, augmentait progressivement de volume et devenait de plus en plus douloureuse. La douleur s'irradiait parfois dans le ventre et augmentait par la marche.

La nuit, un peu de fièvre et de céphalalgie. Bon appétit, jamais de vomissements, pas de constipation.

Enfin, souffrant de plus en plus, le 19 octobre 1885, le malade se présenta à l'Hôtel-Dieu.

État général bon.

A la partie interne de la région crurale gauche, un peu au-dessus du pli de flexion, au-dessous de la ligne joignant les épines pubienne et iliaque antérieure et supérieure, on constate une tumeur unique, ovoïde, à grand axe parallèle au pli de l'aine, de 5 à 6 centimètres de long sur 3 à 3 1/2 de large.

Cette tumeur est dure en tous ses points, un peu bosselée, non lobulée, mate à la percussion, non réductible. Elle ne donne pas d'impulsion à la main par les efforts ou par la toux, ne change pas de volume par la station debout, ni par la flexion ou l'extension de la cuisse. Elle ne présente ni battement, ni expansion.

La peau normale au niveau de la tumeur glisse facilement sur elle.

La tumeur est légèrement mobile transversalement, non de haut en bas. Elle est fortement adhérente aux les parties sous-jacentes.

Elle s'effile par sa partie interne et on la sent très nettement se continuer par un corps cylindroïde un peu plus gros que l'auriculaire, dur, un peu bosselé, plongeant profondément vers l'abdomen, sous l'arcade crurale, en dedans des vaisseaux fémoraux.

Au membre inférieur gauche, à la fesse, à l'anus et aux organes génitaux, on ne trouve ni écorchure, ni plaie.

Dans l'aine droite, quelques petits ganglions gros comme des pois ou des lentilles. Les ganglions cervicaux et axillaires ne sont pas engorgés.

A la partie interne de la fosse iliaque, en déprimant fortement les parois abdominales, on perçoit une petite masse rénitente à limites peu précises, légèrement douloureuse, ne se dirigeant pas vers l'ombilic, mais notablement en dehors, ne donnant pas la sensation d'un corps tendu et résistant, mais ressemblant néanmoins assez bien à une corde épiploïque.

Rien au cœur ni dans les poumons.

On diagnostique une épiplocèle, on ordonne le repos et on met le malade en observation.

Trois semaines après, on peut constater nettement que la masse de la fosse iliaque a augmenté de volume ; elle est devenue une tumeur nettement arrondie, facilement délimitable, dure et légèrement douloureuse, qui a tous les caractères d'une adénite iliaque.

La tumeur crurale n'a pas sensiblement augmenté de volume.

On se range au diagnostic d'adénite crurale, on ordonne le traitement ioduré et des toniques.

Quinze jours après, les tumeurs ont conservé le même volume. Elles ne sont presque plus douloureuses. Aucune autre manifestation strumeuse n'est intervenue.

Le malade quitte l'hôpital.

Le siège et la forme de la tumeur, l'existence très nette d'un pédicule profond, la présence dans la fosse iliaque correspondante de cette masse rénitente simulant une corde epiploïque, l'absence de toute tuberculose générale ou locale, de toute lésion dans la sphère lymphatique de la tumeur et de tout antécédent strumeux, les commémoratifs indiqués par le malade, tout devrait faire croire à une épiplocèle.

Force a été de croire à une adénite lorsqu'apparut la tumeur iliaque.

Aucun des signes indiqués comme caractéristiques de l'épiplocèle n'est donc pathognomotique, puisque cette adénite les présentait tous.

Observation II

Epiplocèle avec hydrocèle simulant un ganglion kystique.

Salle Notre-Dame, lit n° 19.

Br... Marie, 34 ans, domestique.

Père très mauvaise santé, mort à 40 ans d'une tumeur abdominale.

Mère bien portante.

Quatre frères et deux sœurs dont trois sont morts de méningite vers l'âge d'un an.

Un des survivants porte au cou une tumeur.

A fait une fausse couche il y a six ans.

Nombreux accidents strumeux dans l'enfance : conjonctivites, otite, eczéma impétigineux de la face et du cuir chevelu, ulcérations nasales, adénites cervicales.

Réglée à 16 ans.

Depuis, plusieurs attaques de rhumatisme aigu.

Il y a six ans, fausse couche de cinq mois, suivie d'une péritonite très grave.

Depuis dix-huit mois, pertes blanches abondantes. A ce sujet, elle alla, il y a quinze mois, consulter un médecin, qui constata une métrite.

En l'examinant au spéculum, il découvrit par hasard dans l'aine gauche une tumeur grosse comme une noisette, légèrement douloureuse à la pression, un peu mollasse. Il essaya en vain de la réduire, mais ordonna néanmoins le port d'un bandage herniaire.

Br... porta ce bandage six mois, mais en raison des douleurs très vives qu'il lui causait, elle le retira. Quelque temps après, le médecin le lui fit remettre, elle ne put le garder.

Pendant ce temps, la tumeur avait légèrement augmenté de volume, sa consistance avait augmenté ; malgré les efforts du médecin et de la malade, elle n'était jamais rentrée. Aucun symptôme fonctionnel.

Il y a deux mois, sans cause appréciable, la tumeur s'enflamma légèrement : elle augmenta notablement de volume et surtout devint le siège de douleurs extrêmement vives qui s'irradiaient vers le ventre et la cuisse et empêchaient la malade de marcher et de fléchir la cuisse.

Elle dut interrompre son travail : huit ou dix jours après, ces symptômes s'atténuèrent, mais ne pouvant recommencer à travailler, elle entra le 20 octobre à l'Hôtel-Dieu.

État général assez bon.

A la partie interne de l'aine, au-dessus du pli de flexion, audessous de la ligne joignant l'épine pubienne à l'épine iliaque antéro-supérieure, on constate une tumeur de la grosseur d'un petit œuf de poule, légèrement ovoïde, à grand axe transversal. Lisse, unie, rénitente, nettement fluctuante, mate à la percussion, tout à fait irréductible, sans impulsion à la toux ; sans expansion ni souffle. Il est impossible de constater la transparence.

La tumeur est assez douloureuse à la pression, peu spontanément ; la douleur augmente beaucoup par la marche et la flexion de la cuisse sur l'abdomen.

Non adhérente à la peau qui est normale, la tumeur est fixée aux parois sous-jacentes par un pédicule gros comme le petit doigt, non bosselé et s'enfonçant profondément sous l'arcade crurale, en dedans des vaisseaux fémoraux.

Malgré des parois souples et non chargées de graisse, on ne peut sentir de corde épiploïque.

Aucune lésion dans la sphère lymphatique de la tumeur.

Dans l'aine droite, plusieurs petits ganglions.

Les ganglions cervicaux sont légèrement engorgés.

Les paupières sont dépourvues de cils et portent des traces de blépharite ancienne.

Rien ailleurs.

Pas de troubles fonctionnels.

Quelques jours après l'entrée de la malade, par une ponction avec la seringue de Pravaz, M. Peyrot, qui remplaçait M. Richet, retira un liquide transparent et séreux.

Il fit établir la compression élastique; mais la tumeur commença à augmenter lentement, sans jamais rentrer une seule fois, malgré des tentatives répétées de taxis.

En raison des antécédents de la malade, du mode de début et de l'évolution lentement progressive de la tumeur, de l'absence d'une corde, et se basant sur les travaux d'Adolphe Richard, M. le professeur Richet, tout en faisant les plus grandes réserves quant à l'existence d'une épiplocèle avec hydrocède, inclina plutôt à admettre un kyste séreux ganglionnaire.

Le 8 décembre, après avoir fait préparer ce qui était nécessaire pour lier l'épiploon et commencé l'opération avec toutes les précautions employées pour l'ouverture d'une tumeur herniaire, M. Richet découvrit un sac contenant un peu de liquide et de l'épiploon. Cette masse épiploïque assez volumineuse était indurée. Ses différents replis, soudés entre eux, ne pouvaient se déplisser et son pédicule était adhérent au collet.

L'épiploon fut lié et excisé ; la plaie se réunit par première intention, et quelque temps après la malade put sortir de l'hôpital complètement guérie.

Observation III

Adénite prise pour une hernie épiploïque.

A... Louis, jardinier, 36 ans.

Pas d'antécédents héréditaires ni personnels.

Très bonne santé habituelle.

Dans les premiers jours d'octobre 1884, raconte-il, en faisant un violent effort pour arracher une plante, il ressentit tout à coup une très vive douleur dans l'aine gauche : il y porta la main et y constata avec étonnement une tumeur grosse comme une amande verte, douloureuse, qu'il ne put faire rentrer.

Pendant les jours suivants, la tumeur augmenta rapidement de volume, ne se réduisit pas. Douleur très vive, s'irradiant parfois dans la cuisse et le ventre; pas de symptômes généraux ni digestifs. Le malade dut cesser tout travail.

Au bout de huit jours, un médecin consulté diagnostiqua une hernie et ordonna le port du bandage.

Le bandage exaspérant les douleurs, le malade vint nous demander conseil.

État général bon; pas de fièvre.

A la partie interne de l'aîne gauche, au niveau du pli de flexion, mais le dépassant un peu en dessous, on constate une tumeur du volume d'une grosse noix, globuleuse, très légèrement ovoïde, non lobulée, lisse, non élastique, dure en tous ses points, irréductible, mate, sans impulsion à la toux, sans battement ni expansion, très douloureuse à la pression, mais non enflammée.

La tumeur est sous-cutanée, non adhérente à la peau qui est normale à son niveau. Elle adhère par toute sa face profonde aux parties sous-jacentes sur lesquelles elle est complètement immobile et auxquelles elle paraît rattachée par un pédicule; mais il est impossible de constater nettement ce pédicule et surtout de le sentir s'enfoncer sous l'arcade crurale en dedans des vaisseaux.

Pas de sensation de corde épiploïque.

En dehors de la tumeur, quelques petits ganglions de la grosseur d'un pois, non enflammés, roulant sous le doigt. De même dans l'aine droite.

Pas de plaie, d'écorchure ni de lésion quelconque au membre inférieur gauche, à la fesse, à l'anus, ni aux organes génitaux.

Pas de ganglions engorgés au cou ni ailleurs.

Rien dans les autres organes.

Pas de phénomènes généraux ni digestifs, pas de troubles fonctionnels.

Nous faisons cesser le port du bandage, et nous conseillons

du repos et des frictions avec l'onguent mercuriel belladoné.

Dix jours après, la douleur avait presque complètement disparu et la tumeur sensiblement diminué de volume.

Après quinze jours, la tumeur n'était plus que de la grosseur d'une noisette, non douloureuse, encore adhérente aux parties profondes. Pas trace d'un anneau herniaire.

La tumeur a repris peu à peu les caractères et le volume d'un ganglion ordinaire et est restée depuis dans cet état sans la moindre récidive.

Vu :
le président de la thèse,
RICHET.

Vu :
Le doyen de la Faculté,
BÉCLARD.

Vu et permis d'imprimer :
le vice-recteur de l'Académie de Paris,
GRÉARD.

TABLE DES MATIÈRES

Laval. — Imp. E. JAMIN, 41, rue de la Paix.

www.ingramcontent.com/pod-product-compliance
Ingram Content Group UK Ltd.
Pitfield, Milton Keynes, MK11 3LW, UK
UKHW021006220726
13924UKWH00002B/910